PLAIE

DU

SINUS LONGITUDINAL SUPÉRIEUR

DE LA DURE-MÈRE,

DÉTERMINÉE PAR UNE SAILLIE OSSEUSE

ANCIENNE ET ACCIDENTELLE ;

PAR M. HUTIN,

Médecin en chef de l'Hôtel impérial des Invalides.

PARIS,

IMPRIMÉ PAR HENRI ET CHARLES NOBLET,

RUE SAINT-DOMINIQUE, 56.

1854

PLAIE

DU

SINUS LONGITUDINAL SUPÉRIEUR

DE LA DURE-MÈRE,

DÉTERMINÉE PAR UNE SAILLIE OSSEUSE ANCIENNE ET ACCIDENTELLE.

Une observation de lésion traumatique du sinus longitudinal supérieur de la dure-mère, recueillie à l'Hôtel des Invalides, a été récemment communiquée à la Société de biologie par M. Dufour, l'un de nos jeunes collaborateurs les plus distingués, et publiée dans la *Gazette médicale de Paris*. Cette publication m'engage à faire connaître un autre fait qui a quelque analogie avec le précédent.

Kreps (Mathias), né en 1771, entra au service militaire en 1790, dans un régiment d'infanterie qu'il dut quitter peu d'années après, lorsque la République remania les cadres de son armée. Incorporé dans la cavalerie, il eut un cheval tué sous lui à la bataille d'Iéna, et, ne pouvant suivre le mouvement rétrograde de son escadron, il fut rejoint par un parti de cavaliers prussiens, dont les derniers le sabrèrent en passant. Cinq coups de tranchant de peu de gravité laissèrent des traces assez légères sur ses membres supérieurs; deux autres, portés en même temps par deux personnes différentes, frappèrent sa tête au moment où son schako venait de tomber : le premier, transversal, à la partie supérieure et moyenne du front, vers la naissance des cheveux; le second, au sommet du crâne. Celui-ci fit, à environ 5 centimètres en arrière de la suture fronto-pariétale, une plaie de 7 à 8 centimètres, obliquement dirigée de droite à gauche, et d'avant en arrière, répondant par son angle antérieur au pariétal droit, par le postérieur au pariétal gauche, et par sa partie moyenne à la suture bi-pariétale, qu'elle croisa sous un angle de 40 à 45 degrés.

Le blessé ne perdit pas connaissance; mais l'instinct de la conservation le porta à s'affaisser sur lui-même et à *faire le mort*, pour éviter de plus grands malheurs. Lorsque l'ennemi se fut éloigné, il se traîna, perdant un peu de sang, à l'ambulance, où l'on retira des deux plaies de sa tête un certain nombre de petites esquilles. Après diverses phases, dont le malade ne peut rendre compte que d'une manière vague et imparfaite, après avoir été évacué sur plusieurs hôpitaux, il finit par guérir au bout de neuf ou dix mois, sans avoir jamais, disait-il, éprouvé à cette époque rien de grave, ni saignement par le nez ou les oreilles, ni vomissements, ni délire, ni douleurs de tête autres que celles qui se rapportaient aux plaies mêmes. Il savait que deux fois, dans les premiers jours, on avait mis en question l'opération du trépan; mais il ne connaissait rien des motifs qui avaient empêché de la pratiquer.

C'est le 14 octobre 1806 que Kreps fut blessé; il avait donc 35 ans. Pendant les quarante années qui séparèrent l'époque de ses blessures de celle où il entra pour la dernière fois à l'infirmerie, il ne fut jamais sérieusement malade ; mais il resta, durant toute sa vie, sujet à de fréquentes céphalalgies, surtout au temps des chaleurs. Il lui fut toujours impossible de courir, de sauter, de faire des mouvements musculaires violents, sans éprouver aussitôt un court et rapide éblouissement, suivi d'une douleur de tête plus forte, et parfois des bourdonnements momentanés dans les oreilles. Ces douleurs n'avaient pas de siège fixe ; les anciennes blessures semblaient y rester étrangères.

Cependant, à la suite de copieuses libations, qu'il faisait de préférence avec de l'eau-de-vie, Kreps oublia souvent sa raison. Trois fois dans sa vie, ces excès, terminés habituellement sans accident, amenèrent des souffrances vives au sommet de la tête. et une tension assez forte dans la cicatrice supérieure pour engager ses médecins à recouvrir celle-ci de cataplasmes émollients, dont l'usage eut chaque fois un heureux résultat.

Du reste, les plaies des os paraissaient cicatrisées; ni l'œil ni la main ne percevaient aucune pulsation : la pression modérée n'y déterminait aucune sensation pénible; elle éprouvait une résistance suffisante pour faire croire que les lésions osseuses étaient entièrement réparées. Jamais il ne survint aucun accès épileptiforme,

Le 3 mars 1846, après plusieurs séances dans les cabarets, Kreps s'égara hors des barrières, et tomba dans une carrière. Quand on l'apporta à l'infirmerie, l'ivresse était dissipée. Il avait une fracture simple et transversale au tiers inférieur de la cuisse gauche, et une autre vers le milieu de la septième côte droite.

Sous son menton existait une plaie contuse profonde, de 3 centimètres d'étendue, transversale; les quelques dents qui lui restaient aux deux mâchoires avaient éprouvé, ainsi que toute la tête, une violente secousse. La céphalalgie était intense, la respiration difficile et saccadée, accompagnée de cris; des douleurs aiguës se faisaient sentir dans le membre fracturé; il n'y avait ni toux, ni crachement de sang.

La cuisse malade n'ayant encore presque aucun gonflement, la réduction devint assez facile, et un appareil convenable fut placé. On saigna le malade deux fois dans les 24 heures; six ventouses scarifiées sur le thorax fournirent environ 400 grammes de sang. Puis, après un examen détaillé de la tête et des autres parties du corps, on fit un pansement approprié à la plaie du menton.

Pour ne pas surcharger cette observation de détails inutiles, je dirai que les accidents de cette plaie et ceux de la fracture du fémur marchèrent paisiblement vers un mieux progressif. Mais il n'en fut pas de même du côté des voies respiratoires. Une pleuro-pneumonie droite s'établit, et fut vainement combattue.

A cette époque, un certain nombre de malades se trouva pris dans nos salles d'érysipèles dont il fut impossible de reconnaître la véritable cause. Le 14 mars, cette complication se manifesta au bras gauche de Kreps, puis elle gagna l'épaule et la partie latérale gauche du cou, envahit la nuque, la face, et enfin les téguments du crâne, entièrement dénudés de cheveux.

Un abcès ne tarda pas à se déclarer vers la région parotidienne droite; une incision en fit sortir environ quarante grammes de pus. Deux jours après, le 24 avril, le malade, qui était dans le délire, portait fréquemment la main vers le sommet du crâne, dont les parties molles étaient épaissies et distendues. Au côté droit de la cicatrice la plus élevée, la pression me fit reconnaître une fluctuation et une douleur qui n'existaient pas les jours précédents, et qui ne se trouvaient pas dans les parties voisines. Pensant avoir affaire à un nouvel abcès, j'y plongeai un bistouri, et je fis une petite incision qui, au lieu de pus, n'évacua que du sang. Là existait une poche sanguine contenant un liquide noir et à demi coagulé, épanché entre la voûte osseuse et le péricrâne décollé.

Après avoir vidé cette poche, et vainement exploré son intérieur pour savoir s'il n'existait pas quelque fissure, je pansai la plaie avec un linge fenêtré enduit de styrax, et de la charpie mollement maintenue.

J'attribuai cette collection sanguine à quelque coup déterminé par la chute, qui avait pu, à ma grande surprise, échapper aux premières investigations, faites cependant avec le plus grand soin. Le lendemain, les pièces d'appareil étaient imprégnées de sang, dont une certaine portion enduisait le fond de la solution de continuité et les parois osseuses. J'évaluai, mais d'une manière approximative, à 150 grammes la totalité de ce liquide. Je cherchai inutilement à voir d'où il s'était échappé; cette exploration, déjà faite la veille, ne me fit rien découvrir. D'ailleurs, l'état du malade était plus satisfaisant; il y avait beaucoup moins de délire, et ce mieux continua les jours suivants.

Ne pouvant penser que cette hémorrhagie vînt de la plaie même, j'ouvris cette dernière plus largement, et j'y introduisis de la charpie sèche, me conformant ainsi au précepte d'Hippocrate (1). Mais, au lieu de la laisser en place pendant vingt-quatre heures comme il le dit, je l'enlevai le soir même; elle était imprégnée d'une quantité de sang moins considérable. Il me fut alors plus facile d'examiner l'état des parties, et je vis sourdre de l'épaisseur même de la paroi osseuse, à la base du bord interne de la plaie, lentement, d'une manière continue, sans pulsations, sans mouvements correspondant à ceux de la respiration, du sang veineux qui me servit à diriger un stylet mousse et délié. Celui-ci pénétra immédiatement dans le crâne par une légère ouverture que cachaient aux trois quarts les parties molles, et qui n'avait pas été reconnue aux pansements précédents.

Il n'y avait pas de doute à conserver; c'était de l'intérieur même que sortait le liquide. Mais d'où provenait-il ? Il était impossible de le dire. Je n'osai pas faire de plus longues recherches; je craignais de blesser le cerveau, si mon stylet pénétrait jusqu'à lui à travers une rupture possible de la dure-mère. D'ailleurs, le suintement était faible, et je pouvais détruire quelque caillot déjà formé peut-être sur le vaisseau caché.

Il y avait deux indications à remplir : d'une part, favoriser la formation de ce caillot; de l'autre, ne pas s'opposer à l'issue du liquide, et prévenir, autant que possible, son épanchement dans le crâne. Dans ce double but, je réappliquai de la charpie sèche sur

---

(1) Plaies de tête.

la plaie, et je la maintins à l'aide d'un bandage à six chefs. Quelque peu de sang tacha encore l'appareil ; mais l'hémorrhagie s'arrêta, et le pansement ne fut renouvelé que le troisième jour.

Pendant toute la période de la maladie de Kreps que je viens de décrire, deux nouvelles saignées de 300 grammes, cinquante sangsues, posées par fractions de cinq à chaque tempe, et sur le trajet de chaque jugulaire, de manière à avoir un écoulement de sang continu; soixante autres, placées en trois fois, aux environs de la fracture de côte; des fomentations de sureau d'abord, puis des applications de pommade au nitrate d'argent sur les surfaces érysipélateuses; des vésicatoires à la nuque, au thorax, au bras; des boissons mucilagineuses, etc., formèrent la base d'un traitement qui parvint à enrayer l'érysipèle et les accidents cérébraux : le malade recouvra toute son intelligence. Mais l'état des voies respiratoires n'éprouva aucune amélioration, et, le 7 avril, Kreps succomba aux suites de la pleuro-pneumonie dont un traitement énergique n'avait pu triompher.

Je passerai sous silence les lésions cadavériques afférentes à cette dernière maladie; elles étaient ce qu'elles sont toujours en pareil cas, et leur description, sans intérêt nouveau, m'éloignerait de mon principal sujet.

Je dirai seulement que la côte fracturée n'offrait aucune trace de cal ; les extrémités de ses fragments étaient dénudées de périoste, rouges et injectées dans leur substance celluleuse. Le fémur fracturé, au contraire, malgré l'âge avancé de ce militaire, presque octogénaire, et malgré la perturbation que l'on concevrait que les accidents ci-dessus relatés eussent déterminés, était le siége d'un travail régulier de réparation.

J'arrive à l'examen du crâne, objet essentiel de cette observation.

Le derme chevelu était boursoufflé et fortement injecté, comme dans la plupart des érysipèles de cette région. En le disséquant à partir des arcades orbitaires, nous rencontrâmes d'abord la première cicatrice, celle qui croisait la ligne médiane du frontal. Ses adhérences à cette ligne, sur les vestiges de suture des deux moitiés de l'os, étaient très-résistantes, et, ne s'étant pas laissé détruire par l'injection érysipélateuse, elles amenaient une dépression très-prononcée, augmentée encore par le boursoufflement des parties voisines.

A deux centimètres au-delà de la suture fronto-pariétale, et à un centimètre et demi de la sagittale, commençaient d'autres adhérences appartenant à la portion antérieure de la seconde cicatrice. Celles-ci étaient également très-résistantes, mais de peu d'étendue. Comme les précédentes, elles furent respectées par le scalpel jusqu'après l'ouverture du crâne. Au-delà d'elles, on tombait dans la poche que j'avais ouverte du vivant du malade. Cette poche sous-péricrânienne avait environ quatre centimètres d'étendue d'avant en arrière, et deux centimètres et demi de droite à gauche. La paroi gauche était constituée par le tissu fibreux adhérent aux os ; les autres parois l'étaient par le péricrâne, fixé à ceux-ci d'une part, et de l'autre aux téguments.

La calotte du crâne ayant été sciée, les membranes coupées, et la masse encéphalique enlevée, on trouva une injection peu considérable dans l'arachnoïde, quelque pointillé dans le cerveau, et une légère quantité de sérosité dans les ventricules; tout cela en trop faible proportion pour mériter une attention réelle.

La dure-mère se laissa détacher assez facilement dans presque toute l'étendue de la voûte; mais, excepté en un point dont il sera fait mention tout-à-l'heure, elle adhérait fortement aux deux pariétaux, dans la partie correspondante à la plaie du vertex, à droite et à gauche de la suture sagittale soudée, sans offrir aucune trace sensible de cicatrice ancienne ou récente.

Au point correspondant à l'angle antérieur de la plaie, elle s'était intimement unie aux tissus extérieurs à travers une fissure non obturée du pariétal droit. En tirant attentivement en cet endroit les téguments et la méninge, on voyait la membrane opposée obéir aux tractions. L'ouverture non fermée de l'os avait deux millimètres de largeur environ, sur un centimètre de longueur.

On fendit le sinus longitudinal supérieur, et l'on y trouva une petite quantité de sang coagulé, qu'un courant d'eau suffit à entraîner en partie. Alors apparut dans ce sinus un relief très-prononcé, dirigé d'arrière en avant et de gauche à droite, répondant exactement à la cicatrice extérieure. Traversant obliquement le sinus, entre la paroi supérieure et les os, il avait cinq centimètres d'étendue antéro-postérieure, Il se terminait, en arrière et à gauche, par une épine aiguë et tranchante de quatre millimètres de longueur sur sept millimètres de largeur à sa base, prolongeant ainsi de haut en bas la saillie en question, et formant avec elle une espèce d'apophyse de plus d'un centimètre de hauteur totale au-dessus de la proéminence, trace de la suture bi-pariétale au point culminant du crâne.

Le relief provenait de la dépression d'une forte esquille dépendant de la table interne des os, intéressée jadis par le coup de sabre reçu à Iéna ; esquille non entièrement détachée d'abord, et maintenant consolidée depuis de longues années. L'épine décrite avait perforé la partie correspondante du sinus longitudinal supérieur, et s'était fait jour dans son intérieur, en coupant ou en déchirant ses fibres, et maintenait ainsi béante une petite ouverture de quatre millimètres environ. Cette ouverture n'était pas une ulcération, mais une plaie de formation récente. Par cette déchirure, une petite quantité de sang s'était échappée du sinus; le liquide épanché entre les os et la dure-mère décollée sur ce point, dans une poche oblongue de trois centimètres de diamètre sur deux, s'était, d'un autre côté, répandu au dehors du crâne, entre le pariétal droit, la suture ossifiée et le périoste, en formant la collection que j'avais ouverte pour un abcès. Cet épanchement extérieur s'était fait à travers une ouverture existant au pariétal gauche, à un centimètre et demi en avant et à droite de la pointe osseuse, presque sur les traces de la suture, et provenant, comme celle dont j'ai parlé plus haut, de la non-occlusion de la partie des os divisée par le coup de sabre.

Le sang extravasé entre la dure-mère et le crâne était coagulé. Il envoyait un caillot fibrineux dans la partie béante de la plaie du sinus ; et c'était lui qui, par sa continuité avec celui du canal veineux, avait empêché, à l'autopsie, la totalité de ce dernier d'être entraînée par le courant d'eau. Un autre caillot fermait exactement la plaie osseuse, et ne faisait qu'un avec la masse coagulée.

Il y avait donc, avant la formation de celle-ci, une communication directe entre le sinus longitudinal supérieur et la plaie des téguments; car dans cette seconde solution de continuité du pariétal, il n'existait pas d'adhérences entre la méninge et le péricrâne, comme à travers la fissure antérieure.

La collection sanguine intra-crânienne ne faisait qu'une saillie peu sensible. Elle se composait de deux cuillerées à café environ de liquide épaissi.

En soulevant le sinus longitudinal, on déplaça la partie de sa base, perforée par l'épine osseuse, et l'on vit que celle-ci se trouvait naturellement un peu en dehors de sa ligne médiane et sur sa gauche. Il fallait tirer légèrement la membrane, pour replacer l'épine dans la plaie qu'elle avait faite ; mais leurs rapports devaient être plus exacts lorsque le canal se trouvait rempli de sang.

L'observation que je viens de rapporter présente plusieurs circonstances dignes de remarque, sur lesquelles je demande la permission d'insister un instant.

1° La première chose qui frappe, c'est de voir qu'aucune syncope n'a suivi les deux violentes plaies du crâne dont le militaire a été atteint ; l'une assez profonde pour intéresser la table externe et le diploë du frontal ; l'autre divisant les deux pariétaux dans toute leur épaisseur, pour ne s'arrêter qu'à la dure-mère. La commotion a dû être considérable, bien que les lésions aient été faites par des instruments tranchants, et qu'en pareil cas elles n'aient pas autant d'importance qu'à la suite d'une blessure par arme contondante. S'il n'y a pas eu de perte de connaissance au moins momentanée, il faut probablement en attribuer la cause à ce que la seconde plaie, faite au même moment que la première, a ouvert la boîte osseuse pendant que celle-ci l'intéressait moins profondément.

Dans son livre des plaies du crâne, Ledran, retraçant ce qui a souvent été constaté, dit :

« C'est un malheur que le crâne soit assez fort pour
« résister sans se rompre : s'il cède au coup, l'ébran-
« lement ou la commotion du cerveau n'est pas bien
« forte ; mais, s'il résiste, toute la force du coup est
« transmise au cerveau, et la commotion qui en
« résulte tue le plus souvent le malade, malgré tous
« les secours de la chirurgie. »

Sans partager en tout point cette opinion de l'ancien et célèbre chirurgien de la Charité, sans regarder *comme un malheur* la résistance du crâne, il faut dire que le cas dont il s'agit confirme une fois de plus cette règle, que la division complète des os use l'effort du corps vulnérant, et préserve l'encéphale.

2° La plaie supérieure du crâne a été assez large, à en juger par la cicatrice osseuse, et puisqu'on trouve, après quarante ans, une perte de substance non réparée. La dépression de la lame interne n'a pu se faire sans décoller, dans une étendue donnée, la portion correspondante de la méninge, et former une poche. On doit présumer qu'une certaine quantité de sang a filtré entre la boîte osseuse et la dure-mère, n'offrant aucune trace de cicatrice après la mort. Ceci n'est qu'une hypothèse; toutefois, c'est une hypothèse probable. Si elle est vraie, on conçoit bien que ce liquide ait été expulsé par la voie qui lui avait donné entrée; mais il en est vraisemblablement resté une partie. Celle-ci a dû être résorbée là, ainsi qu'elle l'eût été ailleurs.

Il est incontestable, comme le pense M. Velpeau, que les parois d'un semblable foyer, formées par les os du crâne et la dure-mère, sont disposées peu favorablement pour l'absorption ; mais je dirai avec M. Nélaton (1) : « L'accomplissement de ce phé-« nomène dans les bosses sanguines, dans le céphalœ-« matôme, qui se trouvent anatomiquement dans des « conditions presque identiques, nous permet de « croire que l'absorption peut faire également dispa-« raître les foyers intra-crâniens. »

Le malade prétendait n'avoir éprouvé rien de grave à la suite de sa blessure : s'il était survenu des accidents de suppuration intérieure, il aurait succombé, ou bien il aurait gardé le souvenir d'affections sérieuses qui auraient probablement aussi laissé des traces.

3° La pièce pathologique présente une forte esquille appartenant à la table interne des pariétaux. Par une circonstance heureuse pour le malade, cette esquille n'a pas été complètement séparée lors de la blessure : elle adhérait encore en partie. Il est présumable que la plaie a été explorée avec tout le soin

---

(1) Pathologie chirurgicale.

possible, et que la gravité de la lésion a été reconnue. Quelle conduite le chirurgien devait-il tenir dans ce cas? Devait-on, comme on l'a fait, laisser en place la portion d'os ainsi enfermée, et la relever seulement à l'aide du méningophylax, comme Celse conseille de le faire (1)? ou bien valait-il mieux la détacher tout-à-fait et l'extraire? En suivant ce dernier parti, l'on ouvrait nécessairement la voûte crânienne dans une plus grande étendue; on donnait au sang et au pus un accès plus facile; car je ne parle pas de l'air, qui se précipitait aussi bien par la large ouverture déjà existante que par une plus grande encore.

Mais quand on songe à tout ce qui pouvait résulter de la non-consolidation de l'esquille, de son entière séparation après une suppuration plus ou moins longue, de sa chute à l'intérieur, de la compression qu'elle aurait alors amenée, de l'ulcération possible de la dure-mère, de toutes les lésions secondaires qu'elle pouvait faire naître dans l'encéphale, je suis bien tenté, moi qui ai vu tant d'accidents consécutifs à la non-extraction des esquilles (2), de dire qu'il y a eu trop de confiance chez le chirurgien dont le malade a reçu les premiers soins, et qu'il a peut-être trop méconnu cet autre précepte de Celse (3) : « S'il y a quelques esquilles qui vacil-
« lent, et qu'on puisse enlever aisément, on les em-
« portera avec une tenette faite exprès pour cela,
« surtout si elles sont aiguës, et qu'elles puissent
« blesser la dure-mère. »

(1) Celse, livre VIII, chap. IV.

(2) Voir mon Mémoire sur l'extraction des esquilles, dans le tome XVI des Mémoires de l'Académie de médecine.

(3) Celse, livre VIII, chap. IV.

Peut-être a-t-on pensé que, pour extraire ce fragment, la plaie des os était trop petite. D'après les souvenirs du malade, il paraît que l'on a songé à recourir à la trépanation ; mais il ne connaissait ni les motifs qui ont suggéré cette idée, ni ceux qui en ont détourné. Toutefois, ces derniers pouvaient avoir pour base, ou la gravité générale de cette opération elle-même, ou la crainte qu'inspirait le voisinage du sinus longitudinal supérieur. Dans le premier cas, les craintes n'étaient peut-être pas complètement justifiées, car l'opération était déjà faite en partie. Il ne s'agissait guère que d'élargir une ouverture existante aux os ; et certes, ici le trépan ne se montrait pas avec tout son cortège de chances désavantageuses : il est hors de doute qu'il eût été beaucoup moins grave d'agrandir cette ouverture du crâne, que d'en faire une si elle n'eût pas existé. Quant au voisinage de la suture et du sinus, je comprendrais qu'il eût éloigné de l'opération ceux qui n'auraient pas connu le travail de Lassus (1), ou qui ne se seraient laissé convaincre ni par lui, ni par la pratique des chirurgiens hollandais, mentionnée par Barbette, ou par celle de Béranger de Carpi, et d'autres après eux. Mais dans le cas dont il s'agit, il n'était pas nécessaire de placer la couronne du trépan sur la suture, il eût suffi de la placer à côté, ou d'élargir simplement l'ouverture, comme je viens de le dire.

4° Puisque le succès a couronné le parti adopté de respecter les pièces osseuses déprimées, il semble

(1) Mémoires de l'Académie de chirurgie.

peut-être au moins intempestif de chercher pourquoi l'on n'a pas fait autrement. Le malade a guéri, et il a vécu quarante ans encore après sa blessure : c'est là, sans contredit, une excellente justification de la méthode adoptée, surtout pour ceux qui disent avec Shakespeare : « Tout est bien qui finit bien. » Cependant, il faut avouer d'abord que l'on s'est ainsi exposé à des hasards qui, pour avoir été heureux, n'en pouvaient pas moins devenir funestes ; et ensuite, il est une circonstance sur laquelle je veux attirer l'attention.

A la plaie extérieure répondait, en dedans du crâne, ce relief très-prononcé dont j'ai parlé, et que l'on voit sur la pièce pathologique. Le relief barrait en travers le sinus longitudinal, et rétrécissait sa capacité de plus de moitié. C'est à cet obstacle qu'il faut très-probablement rapporter la céphalalgie dont Kreps resta affligé pendant toute sa vie. Le sang était porté au cerveau avec la même force et en même quantité qu'à l'état ordinaire ; mais, en arrivant au sinus, il se trouvait mécaniquement retardé dans son retour au cœur, et l'encéphale était congestionné. Si la portion osseuse déprimée eût été extraite, cet obstacle n'aurait pas existé, et le malade n'aurait pas été sujet à tant de douleurs de tête. Si celles-ci, au lieu d'être amenées par l'obstacle au cours du sang, avaient eu pour cause la présence de l'épine osseuse terminant l'esquille soudée, et son action sur la dure-mère, ce qui me paraît moins vraisemblable, il est bien certain que l'éduction de cette esquille les eût encore prévenues.

Quant à cette circonstance, que les douleurs étaient encore augmentées par une température élevée, ou par des efforts musculaires, ou par la course, elle s'explique encore d'elle-même par l'entrave que trouvait dans le sinus la circulation devenue plus active.

5° Ai-je besoin de me justifier de l'erreur de diagnostic qui, pendant la dernière maladie de Kreps, m'a fait prendre une poche sanguine pour un abcès ? Je ne le pense pas ; car cette erreur se trouvait motivée par les circonstances suivantes : il n'y avait primitivement aucun point contus, ni aucune lésion récente au crâne. La tumeur n'avait surgi que vingt jours après la chute, et au dixième jour de l'apparition d'un érysipèle.

L'invasion de celui-ci empêchait de voir s'il y avait ou s'il n'y avait pas quelque changement de couleur à la peau, ou une chaleur particulière ; car ces deux symptômes se trouvaient sur toute la surface du crâne. La tumeur était fluctuante, et la pression déterminait une douleur trahie par les mouvements du malade en délire. Un premier abcès ouvert avait fourni du pus, etc. Ces raisons me semblaient suffisantes pour me faire croire à une collection purulente : voilà pourquoi je n'hésitai pas à y plonger la pointe d'un bistouri.

Percival Pott (1), en Angleterre, avait eu affaire déjà à une tumeur analogue, et avait agi de même. Si son erreur ne justifie pas la mienne, du moins elle peut l'excuser ; car on peut, sans rougir, se tromper avec un homme aussi éminent.

---

(1) Observation XXVIIIe sur les plaies de la tête.

6° L'autopsie nous a démontré que le sang venait du sinus longitudinal supérieur. Après l'ouverture de l'espèce d'hématocèle formée, il existait donc ainsi une plaie de ce sinus s'ouvrant au dehors. A coup sûr, si quelque chose avait pu me faire reconnaître la lésion du canal veineux et l'origine du sang, je ne me serais pas hasardé à ouvrir la poche ; mais, l'ouverture étant faite, pouvait-on y voir quelque danger ?

Malgré les craintes des anciens, malgré l'opinion de Fabrice d'Aquapendente (1), de Garengeot (2), de Platner (3) et d'autres chirurgiens non moins recommandables, on se trouve rassuré à cet égard par le travail de Lassus mentionné plus haut, par le fait dont parle Cheselden (4), d'une ouverture accidentelle du sinus amenant une hémorrhagie arrêtée avec un peu de charpie seulement, et par l'opinion des chirurgiens modernes, beaucoup plus tranquillisante que celle de nos devanciers.

« Lorsqu'on ouvre le sinus veineux du crâne, dit « M. Velpeau (5), l'hémorrhagie tant redoutée par les « anciens s'arrête ordinairement d'elle-même, ou du « moins à l'aide du plus simple tamponnement. »

« L'hémorrhagie, dit M. Malgaigne (6), n'est pas « plus forte par ces sinus que par toute autre veine de « même calibre ; cette crainte est donc à peu près « nulle pour le sinus longitudinal supérieur. »

---

(1) Plaies de la tête.
(2) Traité des opérations.
(3) Institut. de chirurgie.
(4) Remarques sur le traité de Ledran.
(5) Médec. opérat. Trépanation du crâne.
(6) Anatomie chirurgicale.

Ces deux citations résument la croyance généralement accréditée de nos jours. Le fait que je rapporte est un nouvel argument en sa faveur.

7° Tout en reconnaissant que l'ouverture du sinus longitudinal supérieur n'a pas la gravité qu'on lui croyait jadis, il ne faudrait pas tomber dans un excès opposé, et regarder cette complication comme dénuée d'importance. L'épanchement qui peut se faire à l'intérieur du crâne suffirait seul pour en faire sentir les fâcheuses conséquences.

Mais, s'il y a là une cause de complications dont il est impossible de prévoir toutes les suites, on y trouve peut-être aussi un correctif à ce que le pronostic peut avoir d'alarmant.

Nous avons vu, en effet, l'état du malade s'améliorer avec la petite hémorrhagie qui suivit l'ouverture de la poche sanguine. En présence d'un traitement aussi actif que celui qui a été déployé, en pensant aux abondantes évacuations sanguines artificiellement opérées, il serait évidemment trop hasardeux d'attribuer cette amélioration à l'hémorrhagie, à la déplétion directe du sinus, amenant le dégorgement du cerveau. Cependant, si l'on considère, d'une part, que le premier phénomène est arrivé presque aussitôt que le second, et si, de l'autre, on rapproche ce fait de la XXVIIIe observation de Pott (1), dans laquelle ce chirurgien cite une amélioration semblable à la suite d'une saignée pratiquée à dessein au sinus longitudinal d'une jeune fille découvert par l'ablation d'esquilles détachées du

(1) Loco citato.

crâne, on ne doutera guère que du moins on puisse y reconnaître une salutaire influence. Dans ce cas, l'erreur qui m'a fait croire à un abcès, lorsque j'avais sous les yeux une poche sanguine, aurait eu les suites les plus heureuses pour le malade. Hâtons-nous, toutefois, de dire avec Lassus (1), qui rapporte l'observation du chirurgien anglais : « Mon intention « n'est pas d'encourager les chirurgiens à faire l'ou- « verture du sinus longitudinal ; car le bien que cette « saignée a paru procurer aurait été opéré par l'ou- « verture de la jugulaire. »

8° Comment la plaie du sinus a-t-elle été produite ? Elle était le résultat d'une piqûre de l'esquille, puisque celle-ci s'y trouvait encore invaginée après la mort. Mais comment cette projection osseuse a-t-elle perforé le canal veineux ? Il est impossible de dire si elle existait depuis la blessure du crâne, ou si elle est survenue avec le temps. A la voir aussi aiguë, aussi tranchante, nullement émoussée et arrondie, on est, jusqu'à un certain point, en droit de croire qu'elle était de formation ultérieure, produite par un travail consécutif d'ostéite, et non contemporaine de la blessure. Mais son existence remontait nécessairement à un temps assez éloigné pour lui avoir permis de perforer plus tôt la dure-mère si elle s'était trouvée dans des conditions favorables. Elle n'aurait probablement pas manqué de le faire, si elle eût été placée juste au centre de la paroi vasculaire; mais, comme elle se trouvait un peu sur le côté, il a fallu une occasion particulière pour qu'elle agît ainsi qu'elle l'a fait.

---

(1) Loco citato.

L'étiologie de cette lésion est assez obscure. Plusieurs causes ont dû concourir à la déterminer.

Personne ne partage plus aujourd'hui l'opinion de Vésale sur les pulsations prétendues des sinus de la dure-mère. Celui qui nous occupe en ce moment est fortement adhérent par sa paroi crânienne aux bords pariétaux, et il est impossible d'admettre qu'aucun mouvement propre se montre, pendant la vie, dans cette paroi. Mais il y a là, comme dans les veines, un frémissement dû au passage du sang. Il est certain que la pointe osseuse déprimait la partie correspondante de la membrane. Cette partie déprimée éprouvait un frottement sans cesse renouvelé par l'abord du liquide.

En second lieu, après la fracture de la côte, la gêne dans la respiration et dans la circulation pulmonaire devait gorger le sinus, et rendre plus resserrés encore les rapports mutuels de la paroi méningienne et de la pointe osseuse; la toux fréquente, due à la lésion de la plèvre et du poumon, concourait en outre à augmenter la congestion, et imprimait à la masse encéphalique des vibrations artérielles plus fortes, et probablement des frémissements plus répétés dans les sinus.

D'un autre côté, dans la chute qui a conduit Kreps à l'infirmerie, le dessous du menton a frappé avec violence un corps dur, puisqu'il y avait là une plaie profonde.

Cette secousse a été vraisemblablement suivie d'un ébranlement dans le cerveau et la dure-mère, soit qu'il ait eu lieu en ligne directe, soit qu'il ait été opéré en divergeant, et du centre à la circonférence, comme cela devait se passer, d'après les expériences du matras de M. Gama (1). Il est possible qu'alors la projection osseuse se soit implantée dans l'épaisseur de la paroi du sinus, et y soit restée quelque temps, sans la perforer en entier. La perforation ne serait arrivée qu'ultérieurement, lorsque la toux aurait imprimé des secousses plus ou moins vives, ou lorsque le sinus, plus gorgé de sang, se serait trouvé tellement aminci sur ce point, qu'il lui devenait impossible de résister davantage.

Je ne sais quel a été le mécanisme de cette curieuse blessure; mais, en se rappelant que la poche sanguine s'est manifestée une vingtaine de jours après la chute seulement, dans un moment où il existait une forte congestion cérébrale, où une toux fréquente tourmentait le malade, les explications qui précèdent, si elles ne sont pas conformes à ce qui s'est passé, offrent du moins quelque apparence de probabilité.

9° Je dois noter un dernier fait dans l'histoire de Kreps ; c'est que l'obturation de la plaie du sinus s'est faite dans des circonstances non ordinaires. Quand une veine est ouverte, soit sur une partie de son cylindre, soit qu'elle se trouve complètement divisée en travers, l'écoulement du sang s'arrête habituellement par l'affaissement progressif et le rapprochement des bords de la solution de continuité. Ici l'instrument vulnérant était resté en place, et il maintenait distendues les lèvres de la plaie, dont il ne remplissait l'écartement que dans la moitié de son espace, l'autre moitié étant fermée par un cail-

(1) Gama, Plaies de tête.

lot. Le bouchon se serait-il fermé aussi vite, si l'appareil placé à l'extérieur ne s'était pas opposé à l'issue du liquide hors du crâne ? Malgré l'étroitesse de l'ouverture, il est permis d'en douter, puisque la plaie vasculaire se trouvait forcément dilatée et maintenue béante par un moyen mécanique. Le sang épanché entre la voûte crânienne et la dure-mère était coagulé, et le caillot obturateur ne faisait qu'un avec cette masse épaissie.

Je pense que c'est dans la poche que la coagulation, favorisée par l'impossibilité d'un écoulement au dehors, a dû commencer, et que, gagnant de proche en proche, elle ne s'est faite qu'après coup entre les lèvres du sinus rompu.

10° L'observation que je viens de rapporter est un fait de plus à ajouter à ceux, d'ailleurs fort rares dans la science, de lésion d'un sinus de la dure-mère communiquant avec l'extérieur. Au point de vue de la formation consécutive, éloignée, de cette blessure, et de l'agent vulnérant qui l'a produite, elle est la première, je crois, dont il soit fait mention; s'il en existe d'autres, je ne les connais pas. Voilà pourquoi j'ai pensé qu'elle serait accueillie avec bienveillance.

Quant à la circonstance de l'hémorrhagie, elle démontre encore que cette complication, dont il faut cependant se préoccuper, peut disparaître sans trop de peine, et n'est pas aussi grave qu'on le pensait autrefois.

11° Il n'en serait pas de même de l'introduction de l'air dans le sinus. Le phénomène serait bien autrement sérieux et d'autant plus à craindre, qu'on ne pourrait pas, si l'on en avait la conscience, arrêter le fluide en portant rapidement, comme M. le professeur Velpeau le recommandait naguère dans une discussion académique, en portant, dis-je, le doigt sur le vaisseau, à moins que ce soit sur la jugulaire ; et celle-ci est déjà bien éloignée de l'orifice béant, pour qu'on puisse attendre un bénéfice réel d'un pareil secours, si utile dans d'autres régions du corps. Le mieux, en pareil cas, serait probablement de joindre à cette manœuvre l'application d'une boule de cire ou d'un emplâtre agglutinatif sur l'opercule de l'os, et de donner ainsi à un caillot obturateur le temps de fermer la blessure.

Au reste, les expériences faites sur les animaux par le regrettable Barthélemy, et tout récemment par le savant directeur de l'école d'Alfort, M. Renault, qui a injecté jusqu'à un litre d'air dans les veines des chevaux sans les abattre, permettent d'espérer que la quantité de ce fluide dont l'introduction pourrait se faire par une ouverture du genre de celle dont il a été question plus haut, et dans un point déjà éloigné du cœur, n'aurait pas les fatales conséquences redoutées, à juste titre, dans des circonstances différentes.

www.ingramcontent.com/pod-product-compliance
Ingram Content Group UK Ltd.
Pitfield, Milton Keynes, MK11 3LW, UK
UKHW020451220726
13923UKWH00005B/2465